中医治未病预防保健

指压简明图谱

主　编	郁东海	齐昌菊	
副主编	王杰宁	黄惠泉	
编　委	陈　峰	沈　乐	谢英元
	王建红	曹晔华	张建中
	朱　江	王　勇	王明华
	叶　耘	赵　辉	齐佳龙
	叶　盛	毛慧杰	
主　审	沈学勇	朱抗美	许　涛

U0341063

中医古籍出版社

图书在版编目（CIP）数据

中医治未病预防保健指压简明图谱／郁东海，齐昌菊编.—北京：中医古籍出版社，2012.5

ISBN 978-7-5152-0154-2

Ⅰ.①中… Ⅱ.①郁… ②齐… Ⅲ.①穴位按压疗法—图谱 Ⅳ.①R245.9-64

中国版本图书馆CIP数据核字（2012）第062559号

中医治未病预防保健指压简明图谱

作　　者：郁东海　齐昌菊

责任编辑：郑　蓉
版式设计：陈　娟
封面设计：陈　娟
出版发行：中医古籍出版社
社　　址：北京市东直门内南小街16号（100700）
印　　刷：廊坊市三友印务装订有限公司
开　　本：889mm×1194mm　1/32
印　　张：2.625
字　　数：彩图361幅　36千字
版　　次：2015年9月第1版第2次印刷
印　　数：00001～3000册
ISBN 978-7-5152-0154-2
定　　价：15.00元

序　言

　　世界卫生组织在《迎接21世纪的挑战》报告中指出："21世纪的医学，不应继续以疾病为主要研究对象，而应以人类健康作为医学研究的主要方向。"20世纪末，全球医学界大讨论的最终结论是：最好的医学不是治好病的医学，而是使人不生病的医学。当今，医学发展的趋势已由"以治病为目的的对高科技的无限追求"，转向以"预防疾病与损伤，维持和提高健康水平"为目的的预防医学。

　　在现代医学目的和医学模式发生重大转变的今天，如何把握时代特征，发挥中医"治未病"思想在人类健康服务中的指导作用显得尤为重要。中医指压保健法，是一种操作方便、简单易学、安全有效的中医特色疗法，其顺应时代发展潮流，符合群众健康需求。

　　《中医治未病预防保健指压简明图谱》内容涉及内、外、妇、儿、骨伤、五官等各科常见病、多发病的指压预防保健知识，指压常用腧穴，指压防治常见疾病等内容。这是一本很好的自我保健工具书，图文并茂，读者可以根据自我的情况，依照书中的取穴方法，选取特定的穴位进行自我保健。这也是一本很好的科普教材，可以指导社区全科医生、乡村医生等开展中医"治未病"指压预防保健，也可以作为健康教育促进工作的参考资料。这又是一本应用广泛的图书，既有基础知识，又有临证实践，特别是采用实物图像的形式，容易让读者学习和掌握。

总之，本书突出了中医辨证论治优势和简、便、廉、验、效的特色，重在指导临床的预防、保健、治疗、康复及健康教育工作，以期为中医药"进社区、进乡村、进家庭"，发挥中医药在提高人民健康素质、保障人民健康权益等方面做出突出的贡献。它可为基层医务工作者和社区居民提供简明、实用、规范的专业指导，并可供临诊和自我保健时参考，是一本中医"治未病"预防保健的首选读物。

2011 年 12 月

前　言

　　为贯彻落实《国务院关于扶持和促进中医药事业发展的若干意见》（国发【2009】22号）、《国家中医药管理局"治未病"健康教育工程实施方案（2008-2010年）》以及卫生部《关于促进基本公共卫生服务逐步均等化的意见》等有关文件精神，积极探索在基本公共卫生服务中充分发挥中医药特色优势作用，加强中医药服务体系建设，遵循21世纪自然医学、传统医学、循证医学和对抗医学的发展趋势，充分体现中医药学整体观念、辨证施治、标本兼治等在自然医学、传统医学领域里的优势，弘扬数千年来祖国医学在人类繁衍生息中的巨大作用，发挥中医"治未病"理论在国家基本公共卫生服务中的预防保健作用，积极配合中医健康教育的形式和特点，我们组织编写了此预防保健中医治未病图书，意在指导开展中医"治未病"服务，从而发挥中医药特色优势，为人类健康服务。

　　指压疗法是中医"治未病"体系的一个重要组成部分，

其具有操作简便、疗效显著、副作用小及成本低等优点。患者用双手就可以在家中施行自疗，也可在家人的帮助下进行预防保健。就现代人们回归自然、追求自然和谐的愿望而言，中医保健疗法能极大地减轻患者的痛苦及家庭负担，无疑是人们预防和辅助治疗疾病的首选方法。为了方便广大患者和基层中医从业人员了解中医指压保健疗法，我们精心编写了《中医治未病预防保健指压简明图谱》一书。本书简要介绍了指压疗法的基础知识，列举了指压常用腧穴及常见疾病的指压选穴，并配以浅显易懂的文字、生动形象的实用图谱，向读者介绍和展示了每种疗法针对相关疾病的实际诊疗过程，实用性强，适用面广，可以说是家庭预防保健"治未病"的贴心之选。希望本书的问世，能给广大读者在防病治病中带来帮助。

编者

2011 年 12 月

前言

目　录

第三篇　指压治疗常见病症

第一篇
指压基础知识

一、指压的定义

指压，又称"指针疗法"，主要是以手指点、按、扣、掐人体经络穴位，从而起到相应治疗目的的一种方法。指压手法是用手指代替针灸刺激穴位，它的作用机理类似于针灸的治疗机理，可以起到调和阴阳、扶正祛邪、疏通经络的作用。

二、指压的适应症

指压疗法适应范围广泛，不仅能治慢性疾病，也可治疗急性疾病。不仅可以防治疾病，还可用来美容保健。对于临床各科常见疾病以及部分疑难杂症，都有较好的疗效。

三、注意事项

（1）施术者须清洁双手及施压部位，防止污染。
（2）患者要保持心情愉悦，避免紧张情绪，使气机调达。
（3）施术者以着力柔和、适宜为度。

（4）若老年皮肤干燥，可适当选用凡士林、润肤乳等增加皮肤润滑。

四、禁忌症

（1）原因不明的高热。

（2）急性传染病、皮肤病。

（3）肿瘤部位。

（4）新生儿及婴儿的头部。

（5）过饥、过饱、过度劳累、酒醉。

（6）妊娠妇女忌指压合谷、三阴交及腹部穴位。

五、定位方法

定位的正确与否，直接关系到治疗效果。腧穴的定位方法主要包括体表标志定位法、骨度分寸折量法、手指同身寸法。

（一）体表标志定位法

体表有各种解剖标志，这是腧穴定位的主要依据。体表标志可分为两类：

（1）固定标志：指不受人体影响而固定不移的标志。如五官、毛发、指（趾）甲、乳头、肚脐以及各种骨关节突起和凹陷部。由于这些标志固定不移，所以有利于腧穴的定位。位于或靠近这些特殊标志的穴位，可直接以此为依据，直接定位。如鼻尖高点取素髎，两眉之间取印堂。

（2）活动标志：指进行一定活动使器官、组织处于特定的位置后，在体表看到或触及的标志。如进行咀嚼动作时，在咬肌隆起的高点处取颊车穴。

（二）骨度分寸折量法

将人体的各个部分分别规定其折量长度，作为量定腧穴定位的标准。

具体内容见下表（常用"骨度"折量寸表）。

常用"骨度"折量寸表

部位	起止点	折量寸	度量法	说明
头部	前发际正中至后发际正中	12	直寸	用于确定头部经穴的纵向距离
	眉间(印堂)至前发际正中	3	直寸	
	第7颈椎棘突下(大椎)至后发际正中	3	直寸	用于确定前或后发际及其头部经穴的纵向距离
面部	眉间(印堂)至后发际正中第7颈椎棘突下(大椎)	18	直寸	
部	前两额发角(头维)之间	9	横寸	用于确定头前部经穴的横向距离
	耳后两乳突(完骨)之间	9	横寸	用于确定头后部经穴的横向距离
胸腹胁部	胸骨上窝(天突)至胸剑联合中点(歧骨)	9	直寸	用于确定胸部任脉经穴的纵向距离
	胸剑联合中点(歧骨)至脐中	8	直寸	用于确定上腹部经穴的纵向距离
	脐中至耻骨联合上缘(曲骨)	5	直寸	用于确定下腹部经穴的纵向距离
	两乳头之间	8	横寸	用于确定胸腹部经穴的横向距离
	腋窝顶点至第11肋游离端(章门)	12	直寸	用于确定胁肋部经穴的纵向距离
背腰部	肩胛骨内缘(近脊柱侧点)至后正中线	3	横寸	用于确定背腰部经穴的横向距离
	肩峰缘至后正中线	3	横寸	用于确定肩背部经穴的横向距离
上肢部	腋前、后纹头至肘横纹(半肘尖)	9	直寸	用于确定上臂部经穴的纵向距离
	肘横纹(半肘尖)至腕掌(背)侧横纹	12	直寸	用于确定前臂部经穴的纵向距离
下肢部	耻骨联合上缘至股骨内上髁上缘	18	直寸	用于确定下肢内侧足三阴经穴的纵向距离
	胫骨内侧髁下方至内踝尖	13	直寸	用于确定下肢内侧足三阴经穴的纵向距离(髌尖至腘横纹相当于14寸)
	股骨大转子至腘横纹	19	直寸	
	腘横纹至外踝尖	16	直寸	用于确定下肢外侧足三阳经穴的纵向距离

指压基础知识

3

（三）手指同身寸法

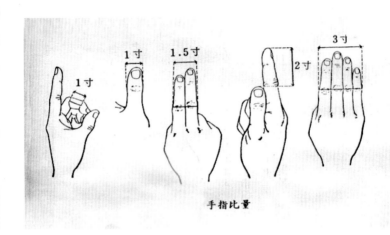

手指比量

手指同身寸法是以患者的手指为标准进行测量定穴的方法。临床常用有以下三种：

（1）中指同身寸：是以患者的中指中节屈曲时两侧内端纹头中间作为一寸。

（2）拇指同身寸：以患者拇指的指间关节的宽度作为1寸。

（3）横指同身寸：令患者将食指、中指、无名指和小指并拢，以中指中节横纹为标准，其四指的宽度作为3寸。四指相并名曰"一夫"；用横指同身寸量取腧穴，又名"一夫法"。

六、常用手法

指压手法有很多，在此重点介绍四种常用手法。

（一）掐法

拇指爪甲部着力，掐取一定的部位或穴位。

掐法为强刺激手法，适用于头面部及四肢经穴，如人中、素髎、内关、合谷、百会等。掐法具有醒脑开窍、镇惊安神、行气通络等作用。主治昏迷、中暑、休克等急性病症。

第一篇

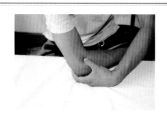

（二）点法

即用拇指尖在穴位上按压。

此法作用广泛，适用于全身各部位的经络穴位。具有疏通经气、调和阴阳、通络止痛等作用。

（三）按法

拇指指腹着力于施治部位，向下按压。

此法可起到通行全身经穴的作用。

（四）揉法

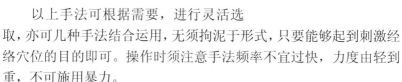

拇指指腹吸定于体表穴位，着力做轻柔和缓的回旋运动。

此法适用于全身各部穴位，可起到宽胸散结、舒筋活络、健脾和胃等作用。

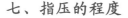

以上手法可根据需要，进行灵活选取，亦可几种手法结合运用，无须拘泥于形式，只要能够起到刺激经络穴位的目的即可。操作时须注意手法频率不宜过快，力度由轻到重，不可施用暴力。

七、指压的程度

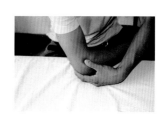

指压的程度以感到疼痛、但压下却觉得舒适为恰当。也就是，以快感疼痛的程度压下为要点。

次数：每穴30～50次，每日2～3次。

第二篇
指压常用腧穴

尺泽

定位：在肘横纹上，肱二头肌腱的桡侧缘。

主治：咳喘，气喘，咽痛，肘臂挛痛。

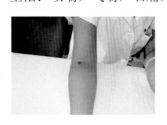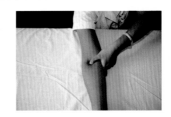

列缺

定位：桡骨茎突上方，腕横纹上1.5寸。

主治：伤风，头痛，项强，咳嗽，气喘，咽喉痛，齿痛，口㖞。

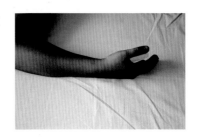

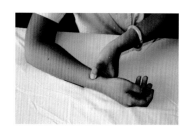 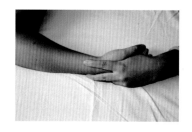

鱼际

定位：第一掌骨桡侧中点赤白肉际处。

主治：咳嗽，咳血，咽喉肿痛，失音，发热。

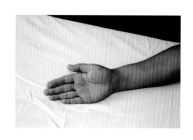 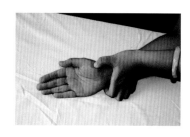

合谷

定位：手背，第一、二掌骨之间，约平第二掌骨中点处。

主治：头痛，齿痛，咽痛，腹痛，经闭，口眼㖞斜，耳聋，耳鸣。

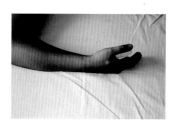

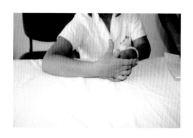 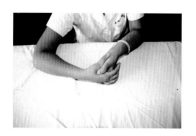

阳溪

定位：拇指向上翘时，当拇短伸肌腱与拇长伸肌腱之间的凹陷中。

主治：头痛，目赤肿痛，耳聋，耳鸣，齿痛，咽喉肿痛，手腕痛。

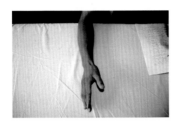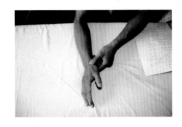

曲池

定位：屈肘，肘横纹外侧端与肱骨外上髁连线中点。

主治：咽痛，齿痛，目赤痛，上肢不遂，手臂肿痛，腹痛吐泻，高血压。

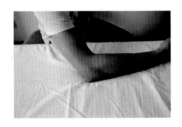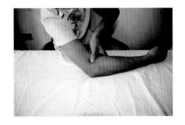

迎香

定位：鼻翼外缘中点，旁开0.5寸，当鼻唇沟中。

主治：鼻炎，鼻窦炎，鼻出血，鼻息肉，嗅觉减退，预防感冒。

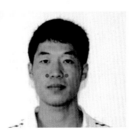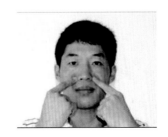

四白

定位：目正视，瞳孔直下，当眶下孔凹陷中。

主治：目赤肿痛，流泪，眼睑眴动，口眼㖞斜。

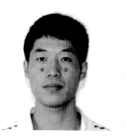 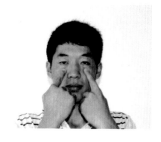

地仓

定位：口角旁 0.4 寸，巨髎穴直下取之。

主治：口㖞，流涎，眼睑眴动。

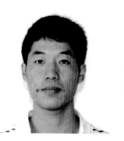 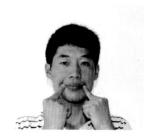

颊车

定位：下颌角前上方约一横指处，咬牙时咬肌隆起最高点。

主治：口㖞，牙痛，颊肿，口噤不语，失语。

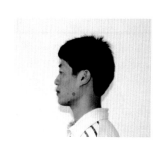 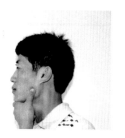

下关

定位：闭口，在耳屏前一横指，颧弓下缘出现的凹陷处。

主治：耳聋耳鸣，齿痛，口噤，口眼㖞斜。

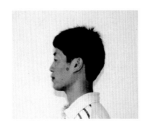
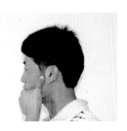

乳根

定位：乳头直下，乳房根部，第5肋间隙，距前正中线4寸。

主治：乳痛，乳汁不足，乳腺炎，咳嗽，气喘，呃逆，哮喘，慢性支气管炎，胸痛。

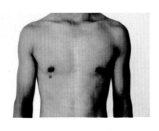
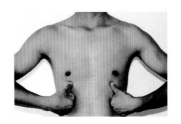

天枢

定位：脐旁2寸。

主治：腹胀，腹泻，腹水，下痢，月经不调，恶心呕吐。

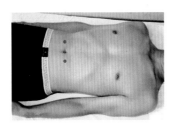
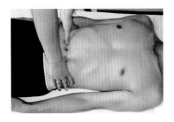

梁丘

定位：在髂前上棘与髌骨外缘连线上，髌骨外上缘2寸。

主治：膝肿痛，下肢不遂，胃痛，乳痈。

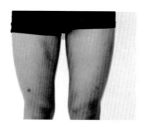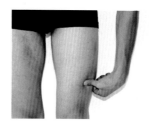

足三里

定位：犊鼻下3寸，胫骨前缘外旁开一横指处。

主治：胃痛，呕吐，呃逆，泄泻，便秘，下肢痹痛，虚劳羸瘦。

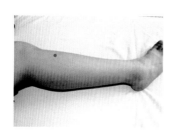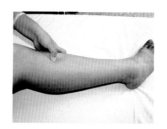

丰隆

定位：外踝高点上8寸，足三里下5寸外1寸处。

主治：头晕头痛，痰多咳嗽，呕吐，便秘，水肿，下肢痿痹。

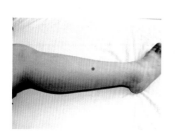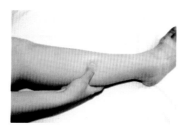

指压常用腧穴

11

解溪

定位：在足背与小腿交界处的横纹中央凹陷中，当拇长伸肌腱与趾长伸肌腱之间。

主治：下肢痿痹，踝关节病，垂足等下肢、踝关节疾患。

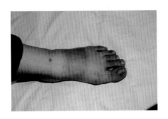 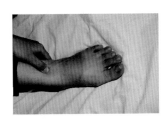

隐白

定位：足大趾末节内侧，距趾甲角0.1寸。

主治：腹胀，便血，月经过多，崩漏，癫狂，多梦，惊风，神经衰弱，休克等。

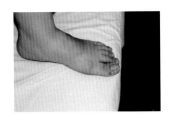 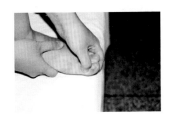

太白

定位：足内侧缘，当第一跖骨小头的后方凹陷处。

主治：胃痛，腹胀，呕吐，呃逆，肠鸣，泄泻，痢疾，便秘，脚气，痔漏。

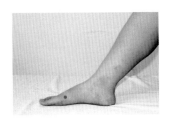 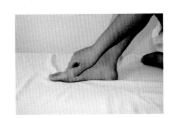

公孙

定位：足内侧缘，第一跖骨基底部的前下方赤白肉际处。

主治：胃痛，呕吐，腹痛，泄泻，痢疾。

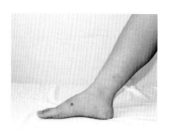 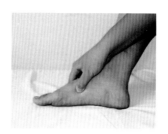

三阴交

定位：内踝尖上 3 寸，胫骨后缘。

主治：腹胀，泄泻，月经不调，遗精，阳痿，遗尿，失眠，下肢痿痹，脚气。

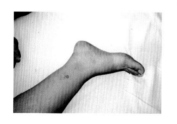 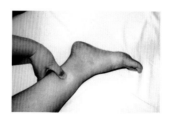

阴陵泉

定位：胫骨内侧髁下缘凹陷中。

主治：腹胀，腹泻，水肿，小便不利或失禁，膝痛。

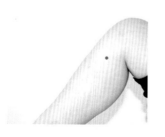 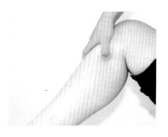

血海

定位：屈膝，髌骨底内侧端上2寸，面对患者用对侧手掌按其膝部，拇指尖所指处。

主治：月经不调，崩漏，经闭，瘾闭，湿疹，丹毒。

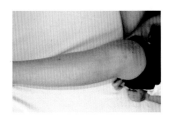 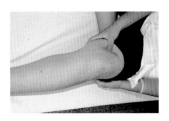

少海

定位：屈肘，在肘横纹尺侧纹头与肱骨内上髁连线之中点凹陷处定位。

主治：癔病，精神分裂症，尺神经麻痹，肋间神经痛。

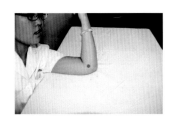 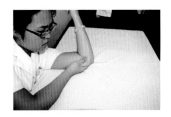

通里

定位：当尺侧腕屈肌腱的桡侧缘，腕横纹上1寸。

主治：心悸，怔忡，暴喑，舌强不语，腕臂内侧痛，肘及前臂疼痛。

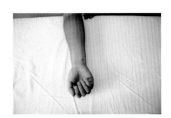 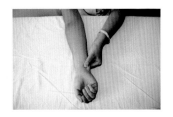

神门

定位：腕掌侧横纹尺侧端，尺侧腕屈肌腱的桡侧凹陷处。

主治：胸胁痛，心烦，惊悸怔忡，健忘，失眠，癫狂痫。

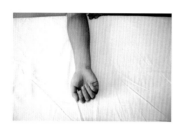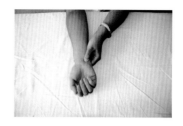

后溪

定位：握拳，第五指掌关节后尺侧横纹头赤白肉际处。

主治：头项强痛，耳聋，咽痛，肩背痛，肘臂挛痛。

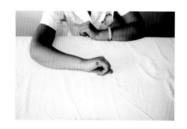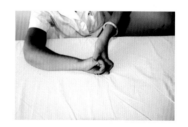

小海

定位：肘内侧，尺骨鹰嘴与肱骨内上髁之间的凹陷处。

主治：癫痫，肘臂痛等。

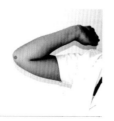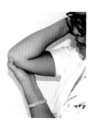

肩外俞

定位：第一胸椎棘突下旁开3寸。

主治：肩背酸痛，项强。

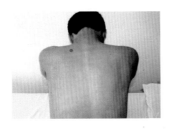 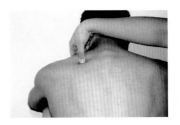

听宫

定位：耳屏前下颌骨髁状突的后缘，张口呈凹陷处。

主治：耳鸣，耳聋，齿痛。

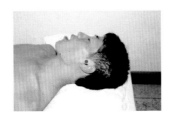 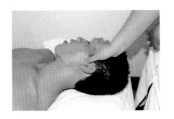

睛明

定位：面部，目内眦角稍上方凹陷处。

主治：目赤肿痛，迎风流泪，色盲，近视，急、慢性结膜炎，泪囊炎，角膜炎，电光性眼炎，视神经炎等。

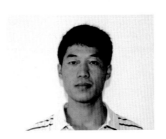 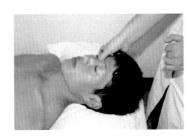

第二篇

肺俞

定位：第三胸椎棘突下，旁开1.5寸。

主治：咳嗽，气喘，鼻塞。

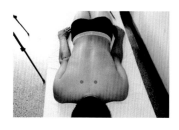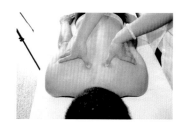

心俞

定位：第五胸椎棘突下，旁开1.5寸。

主治：心悸，失眠，健忘，惊悸，咳嗽。

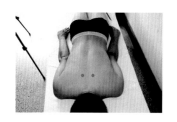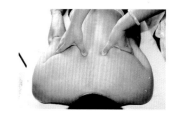

膈俞

定位：第七胸椎棘突下，旁开1.5寸。

主治：呕吐，呃逆，气喘，咳嗽。

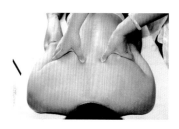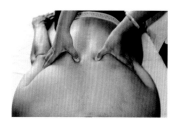

指压常用腧穴

肝俞

定位：第九胸椎棘突下，旁开1.5寸。

主治：胁痛，黄疸，目赤，眩晕，背痛。

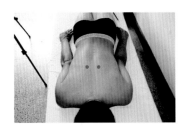
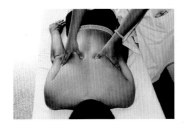

胃俞

定位：第十二胸椎棘突下，旁开1.5寸。

主治：胃脘痛，胸腹痛，腹胀，腹泻。

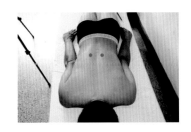
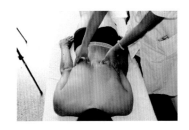

肾俞

定位：第二腰椎棘突下，旁开1.5寸。

主治：遗尿，遗精，带下，阳痿，月经不调，耳鸣，耳聋，腰痛。

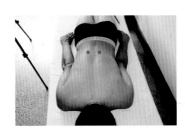
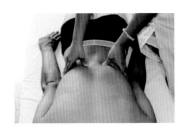

大肠俞

定位：第四腰椎棘突下，旁开1.5寸。

主治：腹胀，腹泻，便秘，腰痛。

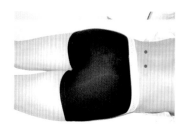
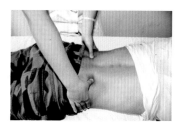

委中

定位：腘横纹中央。

主治：腰痛，下肢痿痹，腹痛，吐泻，小便不利，遗尿，丹毒。

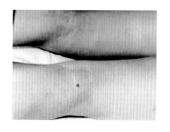
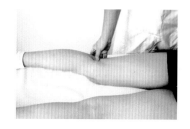

秩边

定位：第四骶椎棘突下，旁开3寸。

主治：便秘，小便不利，痔疾，腰骶痛，下肢痿痹。

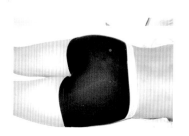
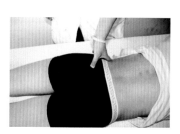

承山

定位：在小腿后面正中，当伸直小腿或足跟上提时腓肠肌肌腹下出现三角形凹陷处。

主治：痔疾，便秘，腰腿痛。

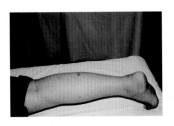 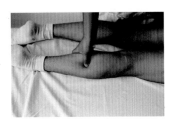

至阴

定位：足小趾外侧趾甲角旁0.1寸。

主治：头痛，目痛，鼻衄，胎位不正（灸），难产。

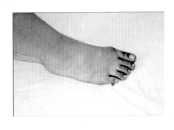 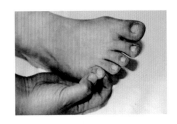

涌泉

定位：足底前1/3，足趾跖屈时呈凹陷。

主治：头晕，失眠，目眩，失音，癫痫症。

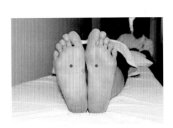 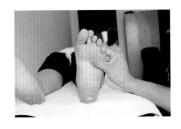

太溪

定位：内踝后下方，当跟腱附着部的内侧前方凹陷处。

主治：生殖系统疾病，尿潴留，哮喘，咽痛，便秘，疟疾，足跟痛。

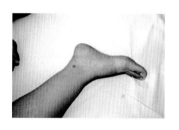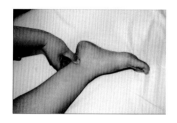

照海

定位：内踝下缘凹陷中。

主治：月经不调，小便不利，失眠。

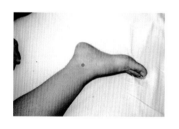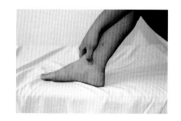

间使

定位：腕横纹上3寸，掌长肌腱与桡侧腕屈肌腱之间。

主治：风湿性心脏病，心绞痛，心肌炎，癔病，精神分裂症，感冒，咽喉炎，胃炎。

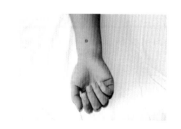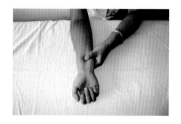

内关

定位：腕横纹上2寸，掌长肌腱与桡侧腕屈肌腱之间。

主治：心悸，胸痛，呕吐，偏瘫，上肢痹痛，失眠，偏头痛。

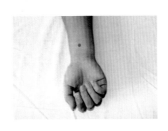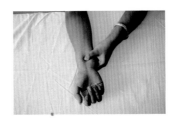

劳宫

定位：第二、三掌骨中间，握拳，中指尖所指处。

主治：心痛，呕吐，口疮，口臭。

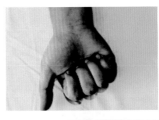

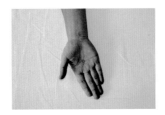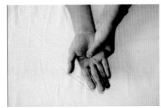

中渚

定位：在手背部，当环指本节（掌指关节）的后方，第四、五掌骨间凹陷处。

主治：神经性耳聋，聋哑症，头痛头晕，肋间神经痛，肘腕关节炎等。

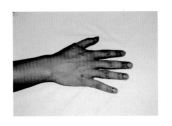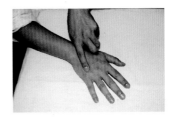

阳池

定位：腕背横纹中，指总伸肌腱尺侧凹陷中。

主治：目赤肿痛，耳聋，咽痛，腕痛。

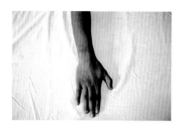 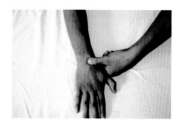

外关

定位：腕背横纹上2寸，桡骨与尺骨之间。

主治：头痛，胁痛，上肢痹痛，耳鸣，耳聋，失音，发热。

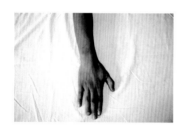 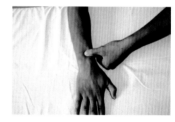

支沟

定位：腕背横纹上3寸，桡骨与尺骨之间。

主治：耳鸣，耳聋，失音，胁肋痛，发热。

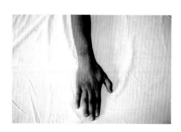 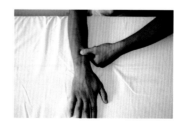

指压常用腧穴

翳风

定位：乳突前下方，耳垂后下缘的凹陷中。

主治：耳鸣，耳聋，口眼㖞斜，牙关紧闭，齿痛颊肿。

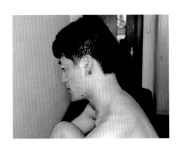 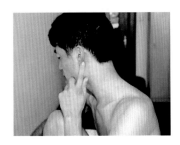

上关

定位：下关穴直上，当颧弓上缘。

主治：偏头痛，耳鸣，耳聋，口眼㖞斜，齿痛。

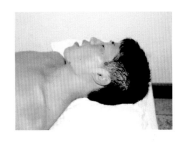 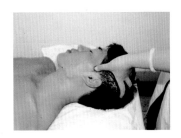

阳白

定义：目正视瞳孔直上，眉上1寸。

主治：头痛，目痛，视物不清，眼睑眴动。

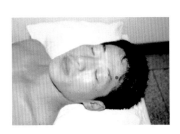 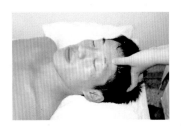

风池

定位：胸锁乳突肌与斜方肌之间的凹陷中。

主治：头痛，目眩，鼻渊，耳鸣，颈项强痛。

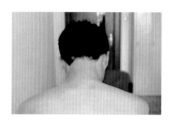 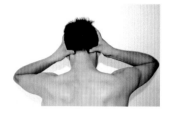

肩井

定位：在肩上，前直乳中，当大椎与肩峰端连线的中点上。

主治：高血压，神经衰弱，乳腺炎，落枕，颈椎病，肩周炎。

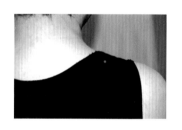 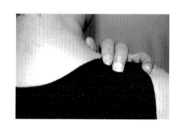

环跳

定位：在股骨大转子高点与骶管裂孔连线的外 1/3 与内 2/3 交点处。

主治：下肢痿痹，腰痛。

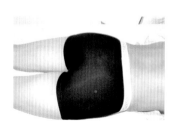 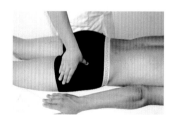

指压常用腧穴

带脉

定位：第十一肋骨游离端下方垂线与脐水平线的交点上。

主治：月经不调，闭经，赤白带下，腹痛，疝气，腰胁痛。现多用于子宫内膜炎，附件炎，盆腔炎，带状疱疹。

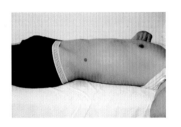 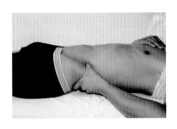

风市

定位：大腿外侧正中，腘横纹水平线上7寸处，患者手贴于腿外，中指尖处。

主治：下肢痿痹，脚气。

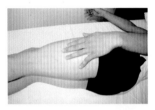

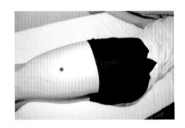 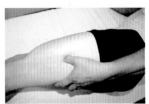

膝阳关

定位：阳陵泉穴上3寸，股骨外上髁上方的凹陷中。

主治：膝腘肿痛，小腿麻木。

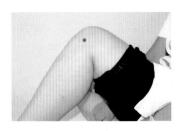 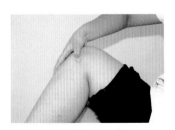

悬钟

定位：外踝高点上 3 寸，腓骨后缘。

主治：项强，胸胁痛，下肢痿痹，咽痛，脚气。

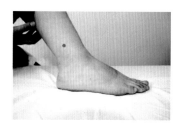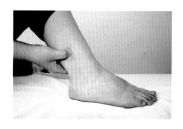

丘墟

定位：外踝前下方，趾长伸肌腱外侧凹陷。

主治：胸胁痛，下肢痿痹，外踝肿痛。

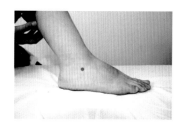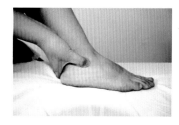

足窍阴

定位：第四趾外侧，趾甲旁 0.1 寸。

主治：头痛，目赤，耳聋，咽痛，失眠，呃逆，月经不调。

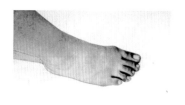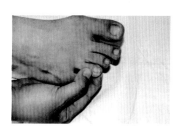

指压常用腧穴

足临泣

定位：在足背外侧，当第四、五趾间，趾蹼缘后方赤白肉际处。

主治：胁肋疼痛，下肢痿痹。

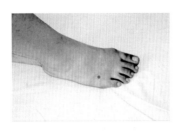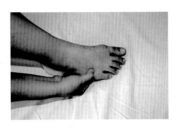

太冲

定位：足背第一、二跖骨结合部前凹陷处。

主治：头痛，眩晕，目赤肿痛，胁痛，遗尿，月经不调，下肢痿痹。

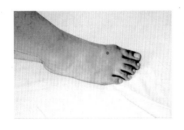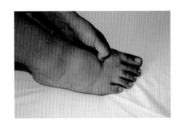

期门

定位：乳头直下，当第四肋间隙。

主治：胸胁腹痛，呕吐，乳痈。

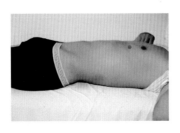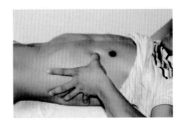

腰阳关

定位：第四腰椎棘突下。

主治：月经不调，腰骶痛，下肢痿痹。

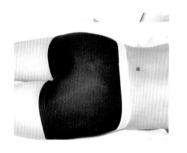
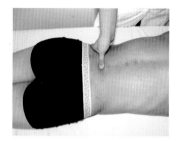

命门

定位：第二腰椎棘突下。

主治：月经不调，遗精，阳痿，泄泻。

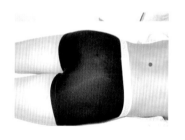
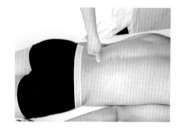

身柱

定位：第三胸椎棘突下。

主治：哮喘，背强痛。

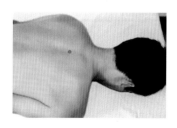
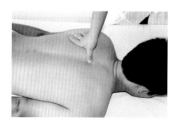

指压常用腧穴

第
二
篇

大椎

定位：第七颈椎棘突下。

主治：发热，咳喘，头痛项强，风疹。

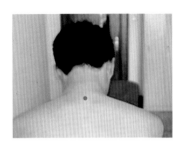 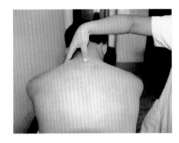

风府

定位：后发际正中直上1寸。

主治：头痛，项强，眩晕，咽痛，失音，中风。

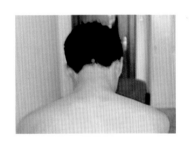 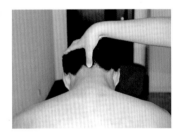

百会

定位：后发际正中直上7寸。

主治：头痛，眩晕，休克，高血压，脱肛等。

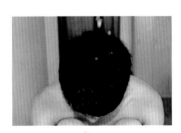 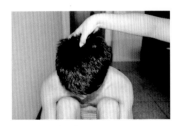

神庭

定位：当前发际正中直上0.5寸。

主治：失眠，头痛，头晕目眩，鼻渊，癫狂，惊悸失眠。

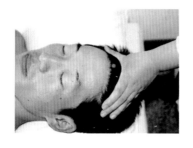 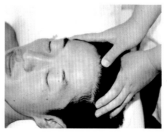

印堂

定位：两眉头连线的中点。

主治：头痛，眩晕，鼻衄，小儿惊风，失眠。

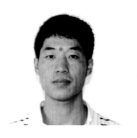 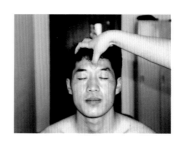

水沟

定位：在人中沟上1/3与中1/3交界处。

主治：癫狂，口眼㖞斜，腰背强痛。

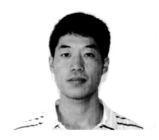 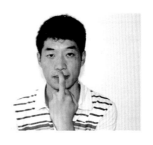

中极

定位：脐下 4 寸。

主治：遗尿，小便不利，月经不调，不孕，阳痿。

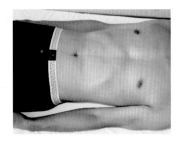 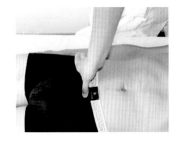

关元

定位：脐下 3 寸。

主治：小便不利，经闭，腹痛泄泻，虚劳羸瘦。

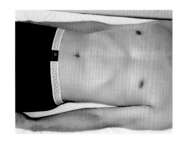 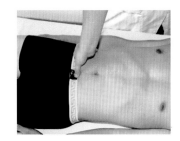

气海

定位：脐下 1.5 寸。

主治：腹痛，泄泻，遗尿，月经不调，虚脱。

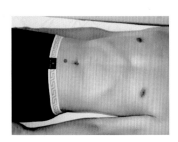 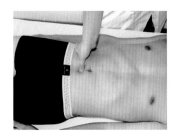

水分

定位：脐上 1 寸。

主治：腹胀，腹痛，腹泻，消化不良。

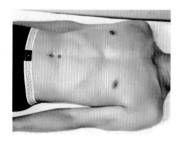 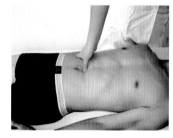

中脘

定位：脐上 4 寸。

主治：胃痛，呕吐，食欲不振，腹胀。

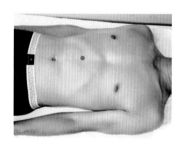 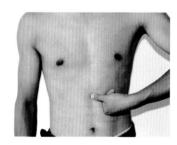

巨阙

定位：脐上 6 寸。

主治：胸痛，心悸，呕吐，癫狂痫。

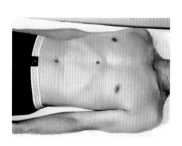 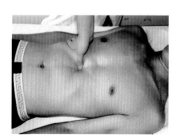

指压常用腧穴

膻中

定位：前正中线，平第四肋间。

主治：咳喘，胸痛，乳少，呕吐，呃逆。

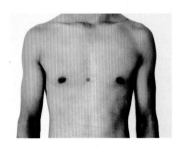 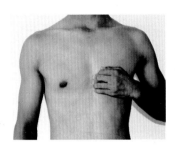

天突

定位：胸骨上窝正中。

主治：咳喘，胸痛，失音，梅核气，呃逆。

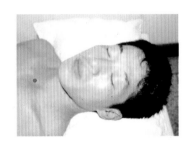 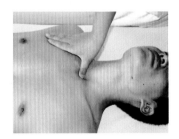

廉泉

定位：舌骨体上缘的中线。

主治：舌下肿痛，失涎，失语，吞咽困难。

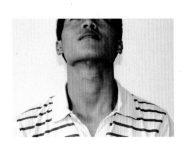 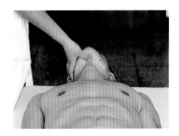

承浆

定位：颏唇沟的中点。

主治：口喝，齿痛，流涎，失音。

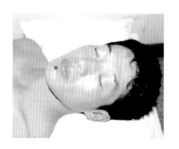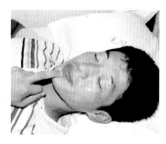

太阳

定位：眉梢与目外眦中点后1寸。

主治：头痛，目疾，面瘫，牙痛。

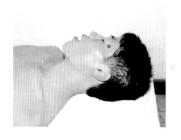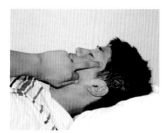

华佗夹脊

定位：胸1～腰5，各椎棘突下旁开0.5寸。

主治：上肢、胸部、腹部、腰部及下肢疾患。

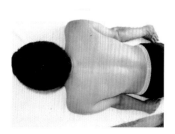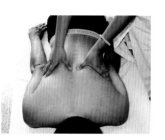

腰眼

定位：腰4椎棘突下旁开3～4寸凹陷中。

主治：腰痛，月经不调，痛经。

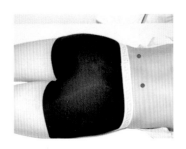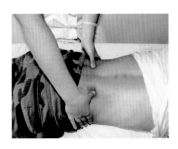

落枕

定位：在手背侧，当第二、三掌骨之间，掌指关节后约0.5寸处。

主治：落枕，手臂痛，胃痛。

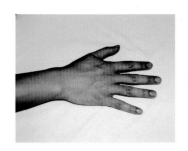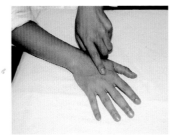

四神聪

定位：百会穴前后左右各1寸。

主治：头痛，眩晕，失眠，健忘，癫痫。

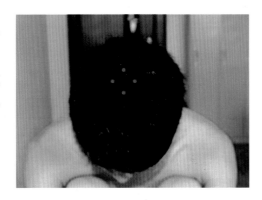

定喘

定位：大椎穴旁开0.5寸。

主治：气喘，咳嗽。

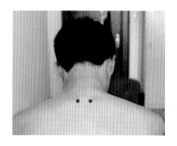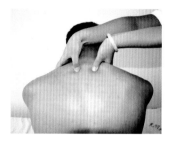

鹤顶

定位：髌骨上缘正中凹陷处。

主治：膝痛，足胫无力，瘫痪。

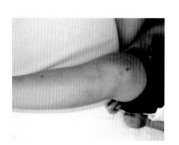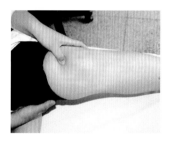

指压常用腧穴

第三篇
指压治疗常见病症

一、内科疾病

头顶痛

取穴：百会、四神聪。

操作手法：拇指或指间关节按压3次，每次30秒。

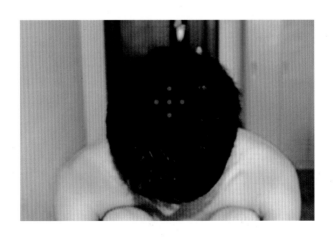

偏头痛

取穴：太阳、风池。

操作手法：拇指或中指按压3次，每次30秒。

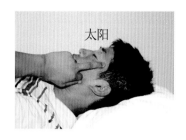 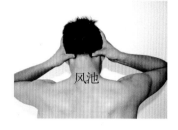

前头痛

取穴：阳白、印堂。

操作手法：拇指逆时针按揉3遍，每遍30圈。

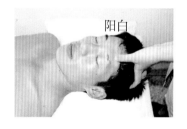 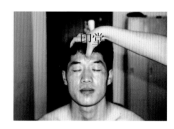

后头痛

取穴：风池、至阴。

操作手法：拇指按压3次，每次30秒。

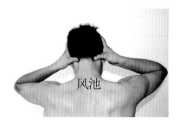 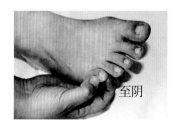

指压治疗常见病症

头晕

取穴：百会、水沟。

操作手法：拇指或中指顺时针按揉3遍，每遍30圈。

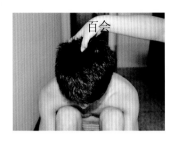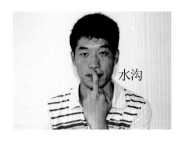

目眩

取穴：阳池、风池。

操作手法：拇指按压3次，每次30秒。

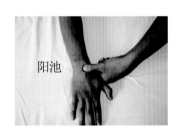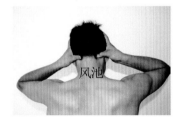

三叉神经痛

取穴：上关、颊车、太阳。

操作手法：拇指或食指逆时针按揉5遍，每遍30圈。

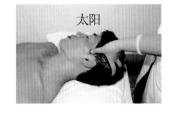

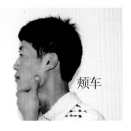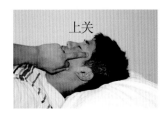

胸 痛

取穴：巨阙、膻中。

操作手法：拇指或指间关节按压5次，每次30秒。

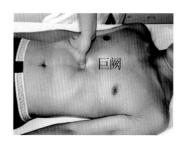
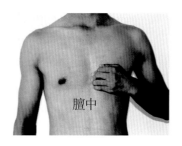

胁肋痛

取穴：丘墟、足临泣。

操作手法：拇指或指间关节按压3次，每次30秒。

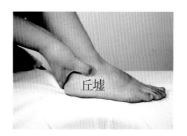
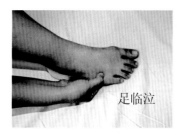

心悸

取穴：间使、神门。

操作手法：拇指顺时针按揉3遍，每遍30圈。

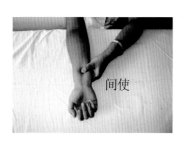
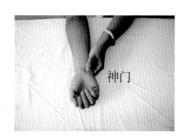

呕吐

取穴：内关、足三里。

操作手法：拇指逆时针按揉3遍，每遍30圈。

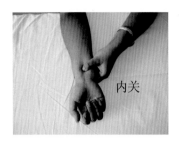 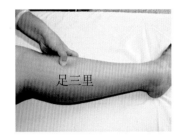

呃逆

取穴：内关、期门。

操作手法：拇指逆时针按揉3遍，每遍30圈。

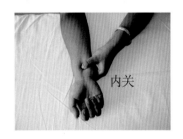 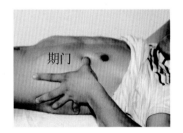

腹胀

取穴：悬钟、足三里。

操作手法：拇指逆时针按揉4遍，每遍30圈。

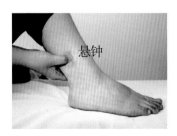 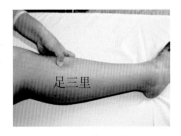

糖尿病

取穴：足三里、内关、丘墟。

操作手法：拇指按压 5 次，每次 30 秒。

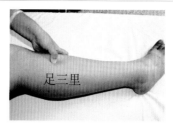

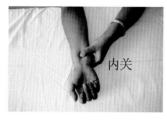

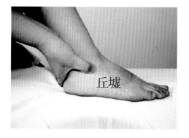

肥胖

取穴：天枢、丰隆。

操作手法：拇指逆时针按揉 5 遍，每遍 30 圈。

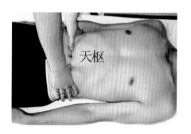

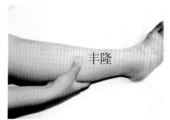

预防感冒

取穴：列缺、尺泽。

操作手法：拇指按压 6 次，每次 30 秒。

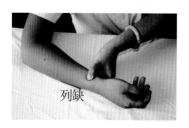

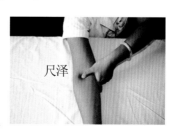

指压治疗常见病症

过劳

取穴：三阴交、足三里。

操作手法：拇指顺时针按揉 5 遍，每遍 30 圈。

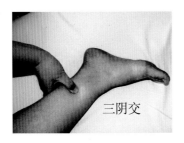

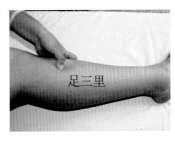

昏厥

取穴：百会、水沟。

操作手法：拇指或食指按压 5 次，每次 30 秒。

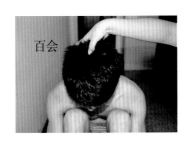

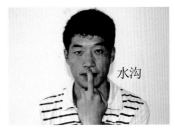

风寒感冒

取穴：风池、列缺。

操作手法：拇指逆时针按揉 3 遍，每遍 30 圈。

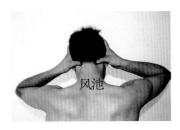

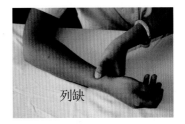

风热感冒

取穴：大椎、曲池。

操作手法：拇指逆时针按揉3遍，每遍30圈。

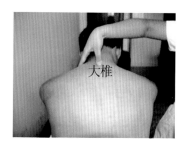
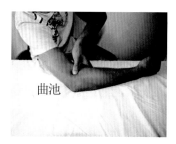

咳嗽

取穴：大椎、肺俞。

操作手法：拇指按压3次，每次30秒。

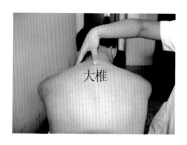
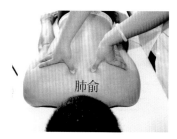

夜间发热

取穴：照海、三阴交。

操作手法：拇指逆时针按揉3遍，每遍30圈。

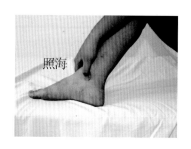
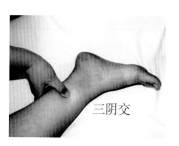

哮喘

取穴：足窍阴、鱼际。

操作手法：拇指逆时针按揉5遍，每遍30圈。

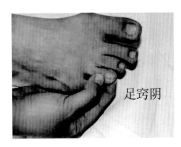
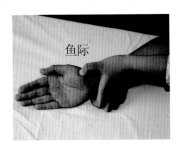

中风

取穴：百会、涌泉。

操作手法：拇指顺时针按揉6遍，每遍30圈。

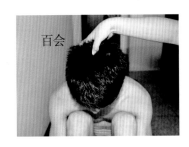
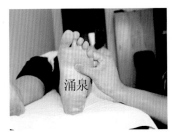

精神抑郁

取穴：神门、内关。

操作手法：拇指按压6次，每次30秒。

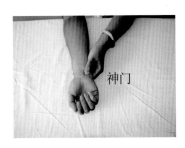
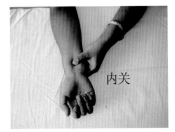

失眠

取穴：神门、印堂、百会。

操作手法：拇指顺时针按揉5遍，每遍30圈。

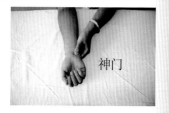

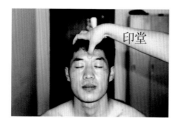

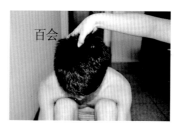

晕车

取穴：中脘、内关。

操作手法：拇指顺时针按揉3遍，每遍30圈。

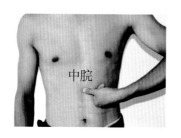

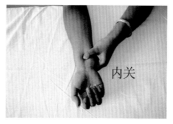

醉酒

取穴：期门、太冲。

操作手法：拇指按压4次，每次30秒。

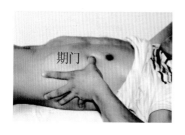

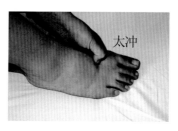

便秘

取穴：承山、秩边。

操作手法：拇指逆时针按揉3遍，每遍30圈。

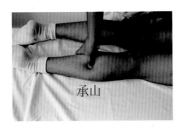
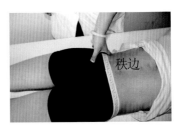

泄泻

取穴：三阴交、阴陵泉。

操作手法：拇指逆时针按揉3遍，每遍30圈。

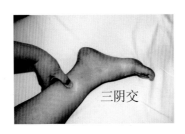
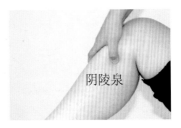

阳痿

取穴：关元、三阴交。

操作手法：拇指顺时针按揉3遍，每遍30圈。

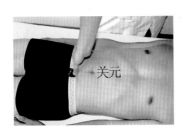
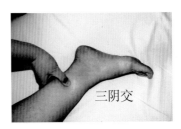

遗精

取穴：腰阳关、三阴交。

操作手法：拇指顺时针按揉3遍，每遍30圈。

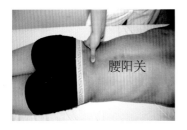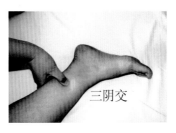

前列腺炎

取穴：中极、肾俞。

操作手法：拇指按压3次，每次30秒。

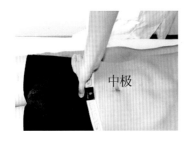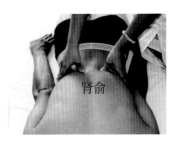

心率失常

取穴：内关、通里。

操作手法：拇指顺时针按揉3遍，每遍30圈。

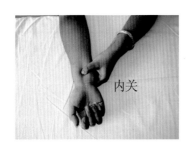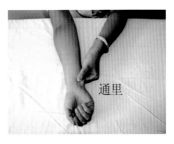

低血压

取穴：涌泉、百会。

操作手法：拇指顺时针按揉5遍，每遍30圈。

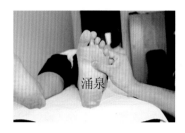
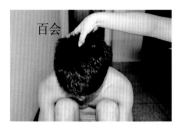

高血压

取穴：曲池、太冲。

操作手法：拇指逆时针按揉3遍，每遍30圈。

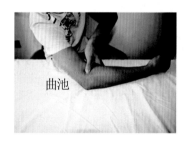
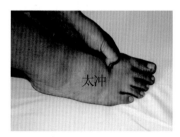

高脂血症

取穴：膈俞、血海。

操作手法：拇指逆时针按揉5遍，每遍30圈。

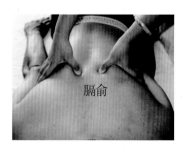
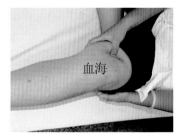

腹部肿瘤

取穴：天枢、公孙。

操作手法：拇指按压3次，每次30秒。

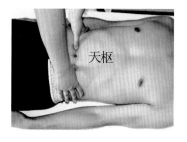
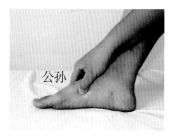

内分泌失调

取穴：神门、照海。

操作手法：拇指顺时针按揉3遍，每遍30圈。

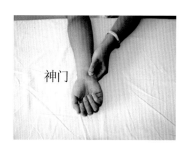
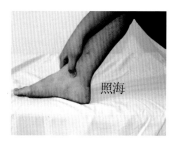

指压治疗常见病症

二、外科疾病

头面肿

取穴：合谷、中极。

操作手法：拇指按压3次，每次30秒。

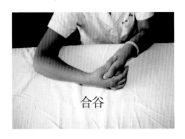
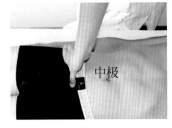

手部厥冷

取穴：外关、合谷。

操作手法：拇指顺时针按揉3遍，每遍30圈。

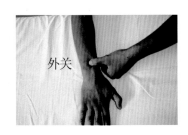
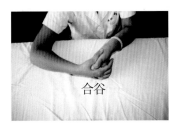

痤疮

取穴：心俞、曲池。

操作手法：拇指逆时针按揉3遍，每遍30圈。

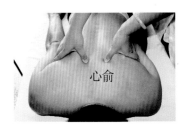
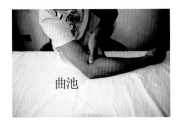

过敏性皮炎

取穴：阳溪、曲池。

操作手法：拇指逆时针按揉5遍，每遍30圈。

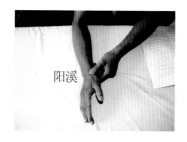
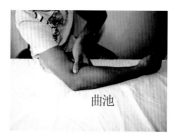

乳痈

取穴：乳根、膻中。

操作手法：拇指按压3次，每次30秒。

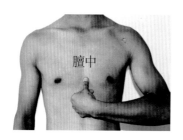
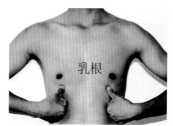

三、五官科疾病

目赤痛

取穴：阳白、合谷。

操作手法：拇指逆时针按揉3遍，每遍30圈。

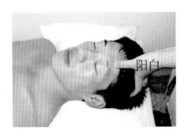
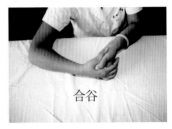

眼睑下垂

取穴：百会、太阳。

操作手法：拇指或中指顺时针按揉5遍，每遍30圈。

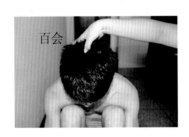
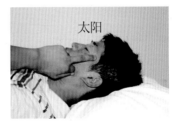

白内障

取穴：太阳、晴明。

操作手法：拇指或中指顺时针按揉3遍，每遍30圈。

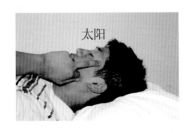
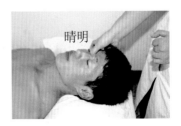

耳鸣、耳聋

取穴：听宫、翳风。

操作手法：拇指或食指按压3次，每次30秒。

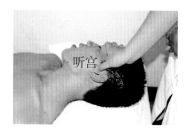
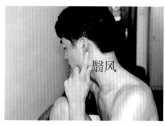

喑哑

取穴：天突、廉泉。

操作手法：拇指按压3次，每次30秒。

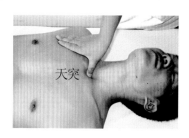
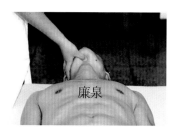

面瘫

取穴：四白、翳风。

操作手法：拇指或食、中指逆时针按揉3遍，每遍30圈。

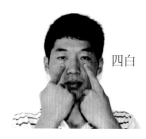
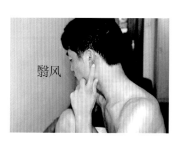

流涎

取穴：承浆、太溪。

操作手法：拇指或中指顺时针按揉3遍，每遍30圈。

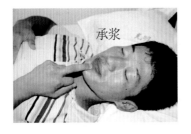
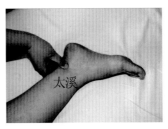

鼻塞

取穴：身柱、迎香。

操作手法：拇指或食指按压5次，每次30秒。

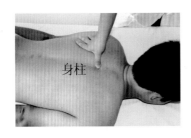
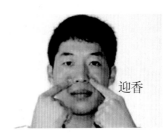

眼血管栓塞

取穴：膈俞、睛明。

操作手法：拇指或中指逆时针按揉3遍，每遍30圈。

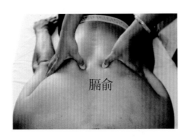
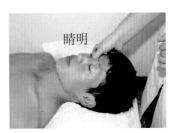

下颌关节炎

取穴：上关、下关。

操作手法：拇指顺时针按揉 3 遍，每遍 30 圈。

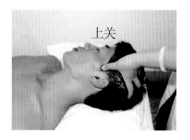
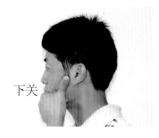

迎风流泪

取穴：睛明、四白。

操作手法：拇指或食指逆时针按揉 3 遍，每遍 30 圈。

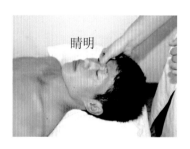
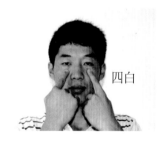

慢性喉炎

取穴：天突、合谷。

操作手法：拇指顺时针按揉 3 遍，每遍 30 圈。

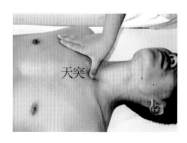
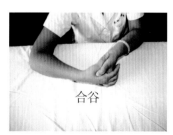

慢性咽炎

取穴：廉泉、合谷。

操作手法：拇指或中指顺时针按揉 3 遍，每遍 30 圈。

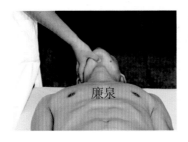 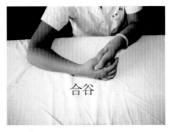

牙周炎

取穴：翳风、合谷。

操作手法：拇指或食指按压 5 次，每次 30 秒。

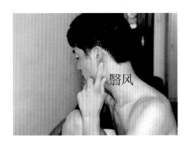 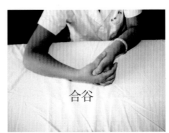

四、骨伤科疾病

上背痛

取穴：身柱、心俞。

操作手法：拇指逆时针按揉3遍，每遍30圈。

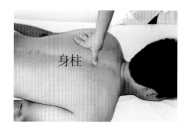
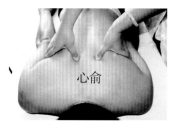

腰痛

取穴：环跳、腰眼。

操作手法：拇指逆时针按揉3遍，每遍30圈。

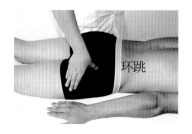
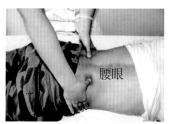

肘臂痛

取穴：后溪、外关。

操作手法：拇指按压3次，每次30秒。

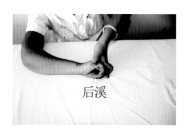
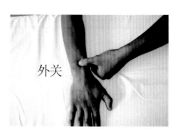

前臂内侧痛（尺神经炎）

取穴：小海、后溪。

操作手法：拇指逆时针按揉3遍，每遍30圈。

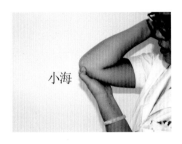
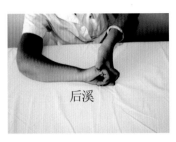

正中神经麻痹

取穴：内关、外关。

操作手法：拇指按压3次，每次30秒。

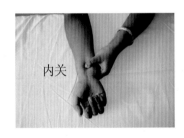
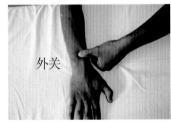

桡神经麻痹

取穴：曲池、合谷。

操作手法：拇指逆时针按揉3遍，每遍30圈。

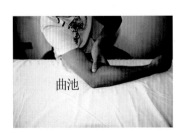
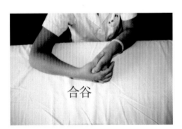

肩痛

取穴：肩井、肩外俞。

操作手法：拇指逆时针按揉3遍，每遍30圈。

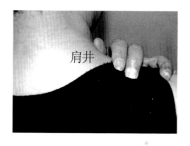 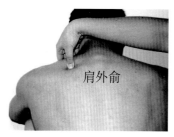

腰腿痛

取穴：环跳、委中。

操作手法：拇指逆时针按揉3遍，每遍30圈。

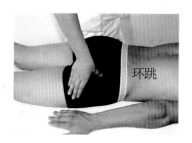 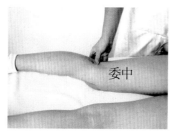

膝关节痛

取穴：梁丘、足三里。

操作手法：拇指按压5次，每次30秒。

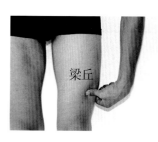 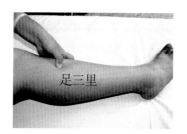

下肢痿软

取穴：解溪、三阴交。

操作手法：拇指顺时针按揉 3 遍，每遍 30 圈。

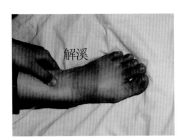
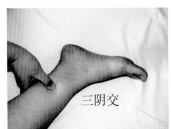

五、儿科疾病

先天虚弱

取穴：关元、足三里。

操作手法：拇指顺时针按揉3遍，每遍30圈。

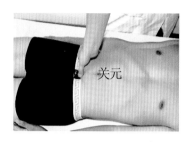
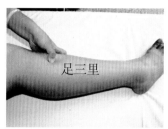

小儿虚弱

取穴：身柱、劳宫。

操作手法：拇指顺时针按揉5遍，每遍30圈。

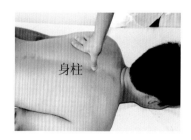
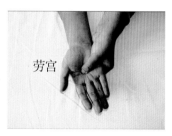

囟门不闭

取穴：水分、三阴交。

操作手法：拇指顺时针按揉3遍，每遍30圈。

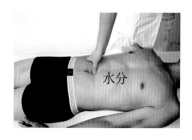
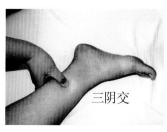

小儿吐乳

取穴：内关、胃俞。

操作手法：拇指按压 3 次，每次 30 秒。

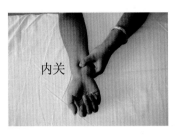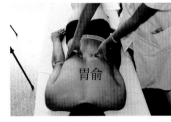

小儿语迟

取穴：四神聪、百会。

操作手法：拇指顺时针按揉 7 遍，每遍 30 圈。

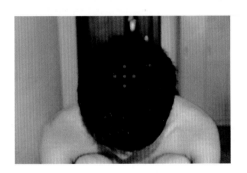

小儿夜尿

取穴：中极、肾俞。

操作手法：拇指顺时针按揉 5 遍，每遍 30 圈。

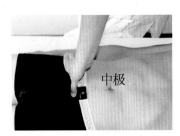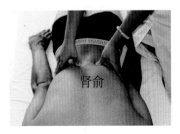

六、妇科疾病

妇科炎症

取穴：三阴交、关元。

操作手法：拇指逆时针按揉3遍，每遍30圈。

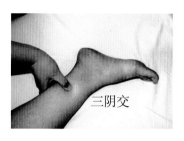
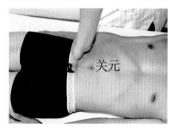

更年期综合症

取穴：血海、三阴交、阳池、涌泉。

操作手法：拇指顺时针按揉3遍，每遍30圈。

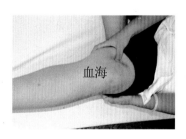
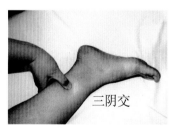

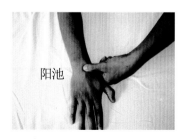
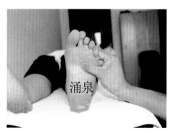

痛经

取穴：三阴交、肾俞。

操作手法：拇指逆时针按揉3遍，每遍30圈。

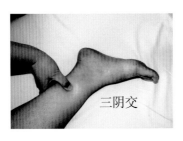
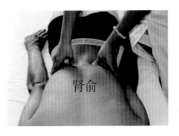

三阴交　肾俞

闭经

取穴：血海、足三里。

操作手法：拇指按压3次，每次30秒。

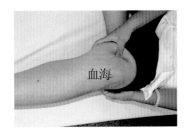
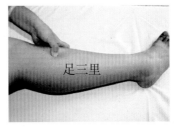

血海　足三里

带下

取穴：足临泣、带脉。

操作手法：拇指逆时针按揉3遍，每遍30圈。

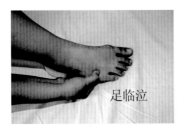
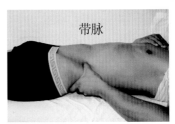

足临泣　带脉

子宫脱垂

取穴：百会、气海。

操作手法：拇指顺时针按揉3遍，每遍30圈。

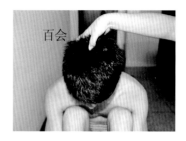
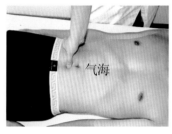

妊娠呕吐

取穴：至阴、膈俞。

操作手法：拇指按压5次，每次30秒。

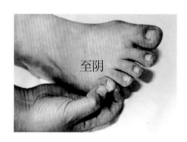
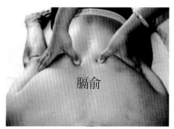

不孕不育

取穴：太溪、肾俞。

操作手法：拇指顺时针按揉8遍，每遍30圈。

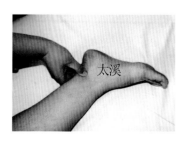
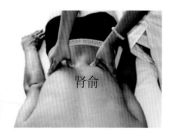